NOTICE

SUR L'INVENTION

DU LARYNGOSCOPE

OU

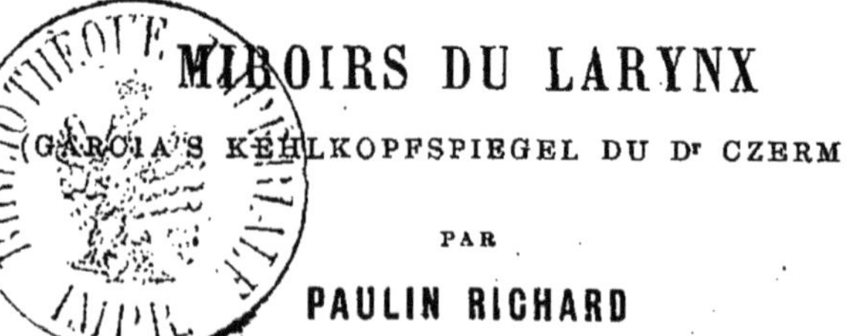

MIROIRS DU LARYNX

(GARCIA'S KEHLKOPFSPIEGEL DU Dr CZERMAK)

PAR

PAULIN RICHARD

SERVANT D'INTRODUCTION A LA SECONDE ÉDITION DES

OBSERVATIONS PHYSIOLOGIQUES

SUR

LA VOIX HUMAINE

PAR

MANUEL GARCIA

Traduction française d'un Mémoire
publié dans les *Proceedings of the Royal Society*.
London. Vol. VII. No 13. 1855.

PARIS

IMPRIMERIE DE J. CLAYE

RUE SAINT-BENOIT, 7.

—

1864

NOTICE

SUR

L'INVENTION DU LARYNGOSCOPE

OU

MIROIRS DU LARYNX

(GARCIA'S KEHLKOPFSPIEGEL DU DOCTEUR CZERMAK)

Il y a quelques mois à peine, les mots *laryngoscope* et *laryngoscopie*, complétement ignorés de la plupart des médecins, étaient connus de quelques rares adeptes de la science physiologique et de l'art musical. L'arrivée à Paris d'un docteur hongrois, M. Joh. Czermak, vint tout à coup révéler avec un certain éclat et le mot et la chose. Présenté d'abord confidentiellement dans quelques salons comme une curiosité piquante et nouvelle, puis expérimenté avec apparat en présence d'un grand nombre de praticiens dans les principaux hôpitaux de Paris, enfin officiellement introduit devant les corps savants, le laryngoscope a rencontré partout l'accueil le plus sympathique Est-il besoin de dire que les divers organes de la publicité, les journaux de médecine surtout, toujours prêts à favoriser tous les progrès, remplirent leurs colonnes des faits curieux, des remarques ingénieuses que venaient leur offrir et la démonstration publique et les communications officieuses?

Cependant l'idée d'examiner le larynx chez l'homme vivant, à l'aide de deux miroirs, appartient incontestablement à M. Garcia. Cela est facile à démontrer par des preuves évidentes, par des documents positifs. On ne trouvera donc pas étrange, au milieu de tout le bruit qui s'est fait autour du nom de M. Czermak, qu'un vieil ami de M. Garcia vienne revendiquer les droits du premier inventeur de ce petit instrument et en raconter l'histoire assez laborieuse.

C'est aux divers recueils périodiques, aux pièces officielles, si l'on peut ainsi parler, que nous aurons recours. Pour laisser à nos extraits toute leur valeur, nous procéderons par emprunts textuels, en ayant soin toujours d'indiquer les sources auxquelles nous aurons puisé.

Le samedi 17 mars 1860, la *Gazette des Hôpitaux,* dans un premier et assez long article, intitulé : *De la laryngoscopie et de ses applications à la médecine,* disait :

« Voici une nouvelle méthode d'exploration, qui consiste à « rendre aussi complet que possible l'examen du larynx et des « parties du pharynx, inaccessibles à l'inspection directe. Cette « méthode, dont l'origine et les premiers essais remontent déjà « à plusieurs années, bien qu'elle ne soit encore que très-peu « connue en France, nous vient de l'Allemagne. Déjà en 1855, « M. Garcia avait construit, sous le nom de *laryngoscope,* un « instrument destiné à des observations physiologiques sur les « fonctions du larynx; mais ces premières tentatives, n'ayant « donné que des résultats très-incomplets, avaient été bientôt « abandonnées. Ce n'est que... à dater de 1857... que plusieurs « médecins allemands... ont perfectionné les appareils, simplifié « les difficultés... C'est à M. le docteur Turck, médecin principal « de l'hôpital général de Vienne, et à M. le docteur Czermak, « professeur de physiologie à l'université de Pesth, que nous « sommes redevables des principales recherches et des travaux « les plus importants qui ont été publiés sur ce sujet...

« ... L'opération consiste à introduire le miroir réflecteur, « convenablement échauffé. On porte ce miroir sous le voile du « palais et la luette...

« Ce procédé, qui était celui indiqué par Garcia, a été perfec- « tionné par une addition importante qu'y a faite M. Czermak. « L'opérateur, au lieu de se contenter du miroir réflecteur, se

« munit en outre d'un miroir éclairant et perforé à son centre. « Ce dernier est rond et ne diffère en rien de celui qui est usité « pour l'examen ophthalmoscopique... »

Un peu plus tard (nº du 14 avril 1860), le même journal disait encore :

« C'est vraiment merveille, et le mot n'est pas trop fort, de voir « avec quelle netteté l'orifice du larynx vient en quelque sorte « s'étaler sous votre regard, et avec quelle précision on suit le « jeu des cordes vocales pendant les divers mouvements opérés « soit pour expirer, soit pour exprimer telle voyelle ou tels sons. « Il y a là tous les éléments d'une étude physiologique des plus « intéressantes.

« ... Nous espérons sous peu pouvoir confier à nos lecteurs « les révélations qu'aura pu nous faire l'admirable appareil de « M. Czermak. »

Un autre recueil, la *Gazette médicale de Paris* (nº du 14 avril 1860), élevait presqu'à l'enthousiasme ses témoignages d'encourageant accueil :

« ... Cette chose si simple en théorie est vraiment merveilleuse « en pratique. On ne peut se figurer, quand on ne l'a pas vue, « cette largeur d'expansion que prend le larynx ouvert, cette « sorte d'empressement qu'il met à s'offrir à la vue. Il s'expose si « complétement, si facilement qu'au premier abord on doute, « tant il semble étonnant que ce soit là le larynx, cet organe si « dissimulé jusqu'ici et qui ne se révélait que par des sons!

« Nous ne parlerons pas de la physiologie qui a tout à espérer « des nouvelles études que va permettre l'emploi de cet instru- « ment précieux.

« Écho d'une communication extrêmement intéressante, » le rédacteur en annonçant « le nouvel instrument que vient encore « de nous envoyer l'ingénieuse et laborieuse Allemagne » parle *de visu*. Il déclare avoir « assisté à des expériences de démonstra- « tions faites par l'inventeur de cet admirable procédé, M. le doc- « teur Czermak, professeur de physiologie de l'université de Pesth. » S'il ne mentionne même pas le nom de M. Garcia, il a soin de dire en terminant que « l'idée première de l'ingénieux procédé « d'investigation appartient à M. Liston. » — Et plus loin :

« Quant au mécanisme de la voix, une étude un peu longue « sera seule en mesure d'en préciser toutes les circonstances, « mais nous ne doutons pas que cette inconnue ne soit déjà levée « pour M. Czermak.

« ... Quoi qu'il en soit, on voit quelles bases précises et précieuses « apporte à l'étude de la physiologie le nouveau procédé d'inves- « tigation... »

Ce qu'on vient de lire suffit, et au delà, pour montrer à quel point la curiosité des praticiens a pu être éveillée. Aussi M. le docteur A. Dechambre, rappelant ses articles antérieurs et réclamant pour son journal la priorité de publication, disait avec vérité (nº du 13 août 1860) : « La *Gazette hebdomadaire* a introduit « en France la connaissance de la laryngoscopie, à la réserve de « ce qu'en avaient déjà appris les expériences de M. Garcia (*Gaz. hebd.*, t. V, p. 390, 1855). Non moins approbateur que ses confrères, il ajoutait :

« Ce que nous avons constaté dépasse nos présomptions. On ne « verrait pas plus distinctement l'épiglotte, les cordes vocales su- « périeures et inférieures, les cartilages aryténoïdes et jusqu'au « commencement de la trachée, si ces parties étaient étalées sur « une table... »

En même temps que ces recueils et plusieurs autres s'ouvraient à de nombreux articles touchant les nouveaux procédés d'exploration, M. le docteur Czermak faisait des démonstrations publiques de ses appareils devant le corps médical des principaux établissements hospitaliers de Paris. Ainsi, à l'Hôtel-Dieu, à l'hôpital de la Charité, à l'hôpital militaire du Val-de-Grâce, à l'hôpital de Lourcine, à la Maison municipale de santé, à l'hôpital des enfants, à l'hôpital Saint-Antoine, on a pu constater ce que la science physiologique, ce que l'art de guérir avaient acquis déjà, ce qu'ils pouvaient attendre encore du nouvel instrument. Aujourd'hui, l'exploration du larynx est devenue familière à bon nombre de praticiens, plusieurs même en font l'objet d'une application spéciale. M. le docteur Mandl, entre autres, a enrichi la science de maintes observations; de plus, on lui doit la traduction du dernier travail de M. Czermak : *Der Kehlkopfspiegel. Leipzig*, 1860, in-8. (Voir *Gaz. des Hôpitaux*, 3 juin 1860.) C'est un fait qu'il est utile de constater.

Le succès du laryngoscope est donc aujourd'hui incontestable, à ce point que la mode s'en est emparée. Il n'est guère de mal de gorge un peu opiniâtre qui n'amène un *examen laryngoscopique*. Il ne manque plus à ce miroir magique que la sanction officielle des corps savants. La moisson après les semailles. Les présentations ont été faites, les commissaires sont nommés. *Adhuc sub judice lis est*. L'examen est pendant.

Avant d'aller plus loin, il est bon de faire une remarque. La question portée devant les Académies est quelque peu complexe. Il y a le fait d'invention et de priorité, l'étude physiologique et l'application médicale; il y a enfin, si l'on peut s'exprimer ainsi, la *propriété*, pour chaque observateur, de ses travaux personnels. Ceci posé, laissons parler les faits. Les remarques viendront ensuite.

Une première communication est faite à la *Société de chirurgie*, séance du 4 avril 1860, présidée par M. Marjolin. Voici l'extrait textuel du procès-verbal publié :

« M. Follin met sous les yeux de la Société l'appareil de M. le « docteur Czermak, destiné à l'exploration du larynx, et invite ses « collègues à vouloir bien l'expérimenter, sous la direction de « M. le docteur Czermak lui-même, présent à la séance.

« M. Larrey fait observer que la priorité de la laryngoscopie « n'appartient pas à M. Czermak, comme ce chirurgien en con- « vient lui-même; l'idée première en est venue à Garcia fils, qui « avait fait construire un instrument pour la pratiquer. Liston « aurait imaginé dans le même but un appareil analogue à celui « de E. Garcia. M. Czermak a fécondé les essais de Liston et de « E. Garcia, et, par la disposition de son instrument, il a rendu plus « facile l'exploration du larynx. » (*Gaz. des Hôp.*, 14 avril 1860.)

Peu de jours après, le 9 du même mois d'avril[1] M. Czermak, pré-

1. *Comptes rendus des séances de l'Académie des sciences*, 1860, t. L, page 725.

sente à l'*Académie des sciences*, pour le prix de médecine et de chirurgie, « une indication de ce qu'il considère comme neuf dans « son mémoire sur le *laryngoscope* et sur l'utilité de cet instrument « au point de vue physiologique et au point de vue médical. »

Dès le lendemain, devant l'*Académie de médecine*[1], présidée par M. Jules Cloquet, M. le professeur Gavarret lit au nom de M. le professeur Czermak l'extrait suivant d'un ouvrage présenté par l'auteur. — Il ne peut être ici question que de l'ouvrage original allemand. La traduction française, augmentée et modifiée, datée du mois de mai, n'avait pas encore paru.

« L'idée d'employer le speculum pour observer l'intérieur du « larynx sur l'homme vivant n'est pas neuve. Déjà, en 1840, « M. Liston, dans son ouvrage *Pract. Surgery*, rapporte qu'il a « quelquefois réussi à voir la glotte ulcérée à l'aide d'un petit mi- « roir fixé à une longue tige et placé dans l'arrière-bouche.

« En 1855, M. Garcia a publié une série d'observations physio- « logiques très-remarquables sur la formation de la voix, obte- « nue également à l'aide d'un miroir. Depuis cette époque, « on a fait plusieurs tentatives de laryngoscopie, parmi les- « quelles nous mentionnerons celles de M. Turck, qui datent « de l'été 1857, mais on en est resté là, parce que la difficulté « de l'éclairage et l'emploi exclusif de la lumière solaire avaient « mis des obstacles presque insurmontables à la généralisation « de cette méthode; aussi personne ne se doutait-il de la grande « portée pratique et de l'application variée du principe de la la- « ryngoscopie.

« C'est l'auteur de cet ouvrage qui le premier croit avoir re- « connu et signalé dans ses articles publiés les 27 mars et 17 avril « 1858 (*Wiener medizinische Wochenschrift*) toutes les consé- « quences que la physiologie et la médecine pratique peuvent « retirer de l'emploi du laryngoscope, en modifiant les instru- « ments et principalement en faisant usage de l'éclairage artifi- « ciel à l'aide d'un miroir concave et troué au centre, analogue « à celui de l'ophthalmoscope de Ruete.

1. *Gazette médicale de Paris*, 1860, t. XV, p. 232.

« Depuis cette époque, il a publié successivement une série « d'articles sur l'examen du larynx et des cavités nasales, « articles qui ont provoqué les travaux analogues de quelques « auteurs, et particulièrement ceux de M. Turck, ainsi que le « constate la date des articles cités, p. 4 et 5. Voici les résul- « tats principaux auxquels est arrivé M. Czermak par l'emploi « de ses appareils, dont un est destiné à la démonstration, l'autre « à l'examen des malades :

« 1° Confirmation des principales assertions de M. Garcia, « sur la manière dont se comporte le larynx pendant la respira- « tion et la phonation ; mais, en outre, faisant ces observations « sur lui-même, l'auteur a démontré que l'œil de l'observa- « teur peut plonger dans la trachée jusqu'à la bifurcation « (voy. pl. II, fig. 7).

« 2° Il décrit le mode d'occlusion, en particulier dans l'effort, « et fait connaître le rôle que joue dans ce phénomène une « saillie de l'épiglotte, signalée par les anciens anatomistes, mais « négligée par les nouveaux.

« 3° La production des sons particuliers à la langue arabe et « connus sous le nom de *gutturales veræ*, est expliquée en dehors « de toutes les hypothèses tentées jusqu'à présent.

« 4° Il communique une vingtaine d'observations patholo- « giques relatives aux formations accidentelles, aux cicatrices, « aux ulcérations et à l'infiltration œdémateuse et scrofuleuse « des affections du larynx, dont la présence n'aurait pu être « constatée par aucun autre moyen. La première série de ses « observations a été publiée déjà, le 20 février 1859 (*Gaz. hebd.* « *de Vienne*).

« 5°. L'auteur a pu examiner le larynx par en bas chez deux « malades qui avaient subi la laryngotomie, en introduisant le « miroir dans la canule fenêtrée.

« 6° Il a été ouvert un nouveau champ à la chirurgie opéra- « toire par le laryngoscope. En effet, l'auteur a pu, guidé par « la vue, toucher et sonder avec précision des points détermi- « nés du larynx, ce qui précédemment était impossible.

« 7° L'auteur est parvenu à examiner avec succès les cavités

« pharyngo-nasales, les orifices des trompes d'Eustache, la « partie postérieure des fosses nasales (voy. I, 8, p. 32. *Rhino-« scopie*).

« 8° Enfin l'auteur a démontré que la transparence des tissus « du cœur permet de constater, surtout dans la jeunesse, à l'aide « du laryngoscope et d'une vive lumière, l'état et les rapports « desdites parties du larynx éclairées à travers la peau.

« L'auteur croit cependant avoir puissamment contribué à la « généralisation de l'emploi de cette méthode par les modifica-« tions introduites dans les instruments, par les résultats physio-« logiques et pathologiques qu'il a obtenus, et surtout par des « démonstrations faites sur lui-même, dont il a pu rendre témoins « un grand nombre d'observateurs, parmi lesquels il faut citer « quelques-uns des principaux médecins de Paris.

« Sans réclamer, bien entendu, la priorité en ce qui concerne « l'invention de la laryngoscopie. »

Voilà certes les titres et prétentions de M. Czermak franchement et nettement exposés. Il est juste de reconnaître que cet habile professeur n'a pas contesté les droits antérieurs de M. Garcia; loin de là, il s'est plu à les reconnaître de la façon la plus formelle, et, jusqu'à son arrivée à Paris, en 1860, de la façon la plus complète. Sa communication à la *Gazette hebdomadaire* allemande (17 avril 1858) porte cette désignation : *Du miroir laryngien de Garcia;* le Mémoire qu'il a présenté à l'Académie impériale de Vienne (t. XXIX, 1858) a pour titre : *Physiologische Untersuchungen mit Garcia's Kehlkopfspiegel,* c'est-à-dire : *Recherches physiologiques* (faites) *avec le miroir laryngien de Garcia.* Mais dans le dernier travail de M. Czermak, M. Garcia a perdu la paternité exclusive de son miroir; son nom, effacé du titre, ne marche plus qu'au second rang. Le nouvel ouvrage du professeur de Pesth est intitulé : *Du laryngoscope et de son emploi en physiologie et en médecine, par le Dr J.-N. Czermak, édition française, publiée avec le concours de l'auteur. Paris, Baillière.* 1860, *in*-8°.

Est-ce bien uniquement par amour de la vérité, est-ce bien pour réparer l'injustice faite à un inventeur méconnu que le nom de R. Liston a été mis en première ligne? Il est positif que, dans cette édition française, les deux noms de Liston et de Garcia sont devenus inséparables. On lit presque à chaque page : la méthode de Liston et Garcia; — le miroir laryngien de Liston et Garcia; — le principe de Liston et Garcia[1]. M. Garcia habite aujourd'hui Londres, son Mémoire a été lu devant la *Royal Society*. Personne, en Angleterre, n'a élevé la moindre réclamation au nom du célèbre chirurgien anglais[2]. — A Paris, on réclame pour lui; voyons sur quoi se base cette revendication posthume.

Robert Liston, à propos de tumeurs œdémateuses qui obstrueraient la cavité du larynx au point de la remplir et de causer l'asphyxie, avait dit dans son traité de chirurgie pratique[3] : « Glotte ulcérée. — *L'existence de ce gonflement peut souvent être « constatée par un examen soigneux fait avec les doigts*; et la « vue des parties peut s'obtenir quelquefois à l'aide d'un specu- « lum, — tel que le miroir des dentistes, fixé au bout d'une « longue tige, préalablement plongé dans l'eau chaude, introduit, « la face réfléchissante tournée en bas, et poussé jusque dans le « pharynx. » — Et voilà tout; R. Liston n'a rien écrit de plus. Est-ce là une méthode pour explorer le larynx? Veut-on conclure de ce passage que R. Liston a pu voir la glotte? Veut-on y trouver une raison suffisante pour lui restituer la priorité de l'invention? — Alors, il est de toute justice de reculer bien au delà de l'année 1840. Dès 1832, le Dr Bennati (p. 87 de ses *Recherches sur le mécanisme de la voix humaine*) disait ceci : « En étudiant le mécanisme de

1. Autre singularité. Les citations du Mémoire de M. Garcia sont toutes en anglais et ne sont pas traduites. Est-ce bien encore pour ne pas altérer le texte qu'on l'a donné en anglais, alors qu'il existe une version française faite par l'auteur lui-même ?

2. R. Liston est mort le 7 décembre 1847.

3. *Practical Surgery*, 1840, p. 417. (Nous rétablissons le texte dans son entier. Les mots en italique ont été omis par M. Czermak.) — « Ulcerated glottis. — *The « existence of this swelling may often be ascertained by a careful examination « with the fingers*; and a view of the parts may sometimes be obtained by « means of a speculum, — such a glass as is used by dentists on a long stalk « previously dipped in hot water, introduced with its reflecting surface down- « wards, and carried well into the fauces. »

« la voix sur-laryngienne[1] au moyen d'un speculum que j'ai imagine. » — Et avant Bennati, le savant Gerdy n'avait-il pas écrit dès 1830 : « La contraction du pharynx se vérifie aisément à l'œil « au moyen du miroir... » — L'un et l'autre ont vu l'arrière-bouche et rien de plus; sinon, le véritable inventeur du laryngoscope sera le premier dentiste qui a songé à placer un miroir dans la bouche d'un patient. Peut-être encore espère-t-on retrouver notre miroir dans l'antiquité. Le hasard ne peut-il faire mettre la main sur un miroir étrusque de petite dimension? — Non, l'invention du laryngoscope ne remonte pas au delà de l'année 1855.

Si à cette époque, si en 1855 M. Garcia avait connu les paroles de Liston, pourquoi ne les aurait-il pas citées? Sa part demeurait encore assez belle. Peut-on, en effet, comparer l'indication restreinte du célèbre chirurgien aux *résultats brillants*[2] obtenus par le simple maître de chant; au parti bien autrement complet et important qu'il a su tirer d'une idée analogue? M. Garcia n'avait-il pas lieu d'être satisfait d'avoir le premier songé et réussi à employer un second miroir qui éclaire celui qu'on place au-dessus du larynx; d'avoir, le premier, examiné chez l'homme vivant l'intérieur de cet organe mystérieux; d'avoir enfin, le premier, exploré par son nouveau procédé jusqu'aux premiers anneaux de la trachée; — et par-dessus tout cela d'avoir enrichi la physiologie de la voix d'observations toutes nouvelles? Je sais plus d'un maître de chant, je sais même plus d'un physiologiste qui se contenterait à moins.

L'amicale sollicitude de M. le Dr Larrey, son heureuse et bienveillante intervention devant la société de chirurgie, ont amené M. Garcia à raconter l'historique de ses premiers essais. Le 4 mai 1860, il écrivait de Londres, à son savant ami, une lettre qui a passé par nos mains. En voici quelques passages :

« Je vous suis très-reconnaissant de la bonne amitié que vous

1. Cette voix *sur-laryngienne,* impossibilité physiologique aujourd'hui constatée, est sortie de la science et ne se retrouve que dans les feuilletons d'un critique musical.

2. Czermak, p. 8.

« me conservez, et je ne puis que vous remercier de vous sous-« traire à vos sérieuses occupations pour soutenir de votre main « secourable la vacillante réputation scientifique du *maestro di* « *bel canto.* »

« L'idée de me servir de miroirs pour étudier l'intérieur du « larynx, pendant l'acte du chant, m'était venue depuis longtemps « et à différentes époques; mais toujours je l'avais repoussée, la « croyant impraticable. Ce ne fut qu'en 1854 que, me trouvant « en vacances à Paris, pendant le mois de septembre, je résolus « d'éclaircir mes doutes et de voir ce que mon idée avait de réa-« lisable. J'allai demander à Charrière s'il n'aurait pas un petit « miroir qui, attaché à un long manche, pût servir à examiner le « gosier. Il me répondit qu'il avait un petit miroir de *dentiste,* « qu'il avait envoyé à l'exposition de Londres en 1851 et dont « personne n'avait voulu. Je l'achetai (je crois pour 6 fr.), et, « muni d'un second miroir à main, je rentrai chez ma sœur très-« impatient de commencer mes essais. Je plaçai contre la luette « le petit miroir préalablement chauffé dans de l'eau chaude et « bien essuyé. Puis l'ayant éclairé par un rayon de soleil que re-« flétait le miroir à main, je vis le larynx béant et tel qu'il est « décrit dans les trois premières pages du mémoire que vous con-« naissez. Bientôt après mon retour à Londres, les brouillards « vinrent mettre un obstacle désespérant à mes études. Je m'a-« dressai alors à M. Williamson, professeur de chimie à l'Uni-« versité de Londres, pour qu'il me fît connaître une lumière ar-« tificielle, vive et abondante, ma lampe à huile ne donnant « qu'une lumière très-insuffisante. Il m'indiqua celle que fournit « la chaux en combustion dans le mélange connu d'oxygène et « d'hydrogène. Malheureusement mes appareils étaient très-im-« parfaits et mes tentatives échouèrent. La lumière électrique ne « me réussit pas mieux. Je fus donc réduit à ne me servir de mes « miroirs qu'aux apparitions assez rares du soleil.

« Comme le but principal de mes recherches était de détermi-« ner le rôle que chaque muscle intrinsèque du larynx joue dans « le mécanisme de la voix, je dus me remettre à disséquer. C'est « à M. Williamson que j'eus encore recours pour obtenir des

« larynx. Il me présenta au Dr Sharpey, professeur de physiologie « à la même université et secrétaire de la Société royale. Dès que « le Dr Sharpey eut appris de quoi je m'occupais, il donna ordre « au garçon d'amphithéâtre de me fournir autant de larynx que « j'en demanderais. Il me conseilla en outre d'écrire un mémoire « sur ce que j'aurais observé, s'offrant à le lire à la R. S. dès « qu'il serait terminé. »

« La brochure du professeur Czermak n'a paru qu'en 1858; « encore le professeur Czermak y déclare-t-il expressément qu'il « a pris l'idée des miroirs dans le mémoire que je viens de citer. « Il consacre un grand nombre de pages à *décrire les deux mêmes « miroirs,* et à *confirmer* la description que je donne des mouve- « ments intérieurs du larynx. — ..... Quant au trou pratiqué dans « le miroir à main, je l'ai essayé pour que MM. Williamson et « Sharpey pussent regarder pendant que j'expérimentais sur moi- « même, mais sans avantage marqué; ils voyaient tout aussi bien « par-dessus le miroir. (Mon miroir percé a été fabriqué à Lon- « dres, chez Coxeter, dont il porte le nom et la marque.) »

« Voilà, mon cher Larrey, toute l'histoire du miroir; celle du « petit Poucet est plus amusante. »

« J'ai encore tous mes outils; si vous croyez que ce soit utile, je « vous les enverrai... »

En effet, le petit mémoire, déposé le 22 mars 1855, fut lu par M. Sharpey devant la Société royale de Londres à la séance du 4 mai suivant, puis imprimé p. 399-410, vol. VII des *Proceedings of the R. S.*, 8°.

Une reproduction textuelle en fut faite, p. 218-228, série 4, vol. X, septembre 1855, du *Philosophical Magazine.*

La même année, M. Garcia envoya à Paris sa traduction française; elle fut imprimée sous ce titre : *Observations physiologiques sur la voix humaine, traduction d'un mémoire publié dans les Proceedings of the R. S.* Paris, imprimerie de Duverger, 1855, 8° de 16 pages, et distribuée au nombre de soixante exemplaires environ parmi les médecins-physiologistes, les physiciens et les rares musiciens que le sujet pouvait intéresser. M. le Dr Mandl fut compris dans cette distribution.

Deux personnes, à Paris, voulurent bien s'occuper de cette publication. En premier lieu, M. le Dr A. Segond adressa à la *Gazette hebdomadaire* (n° du 16 novembre 1855) une lettre que nous avons le regret de ne citer que par extrait :

« Ce n'est pas la première fois que M. Garcia soulève des « questions intéressantes sur la physiologie de la voix. Déjà en « 1841, cet éminent professeur de chant fit à l'Institut plusieurs « communications qui furent l'objet d'un rapport très-favo- « rable. »

Et après quelques mots sur les changements de registre M. Segond poursuit :

« Je terminerai... par une citation relative à l'anatomie des « muscles thyro-aryténoïdiens et crico-aryténoïdiens latéraux, « qui, en rectifiant la description de ces muscles, vient expliquer « d'une manière très-nette les phénomènes relatifs aux change- « ments de registre et aux modifications de tons. »

Cet extrait de quatre pages renferme une description toute nouvelle des muscles propres des larynx. Cette description a provoqué, à notre connaissance, l'étonnement de plus d'un anatomiste.

M. le Dr P. Diday fut la seconde personne qui remarqua la publication de M. Garcia. Il fit suivre d'une *note* la communication du Dr Segond. Dans cette note, M. Diday, qu'on ne saurait accuser d'être trop louangeur pour les travaux de M. Garcia, dit cependant : « Il faudrait lire et méditer le mémoire tout entier de « M. Garcia pour pouvoir saisir et apprécier l'ensemble des notions « qu'une étude anatomique aussi approfondie lui a révélées. »

« Quant à l'ingénieuse expérience par laquelle il a pu *voir* la « glotte en fonction, j'espère bien, à mon tour, être prochaine- « ment en mesure de la répéter moi-même. »

M. le Dr Diday, qui lui aussi a publié, comme on le sait, diverses observations touchant la voix humaine, demande à *être éclairé par des expériences,* hésite à *tenir pour exacts les faits rapportés par M. Garcia*[1]. Ne serait-ce point dans la préoccupa-

1. « Le sujet demande à être éclairé par des expériences plutôt que par des « interprétations de texte... » — (Et à la fin) : « Les faits rapportés par M. Garcia

tion de ses propres théories qu'il faudrait chercher la cause de ces incertitudes? C'est par la comparaison avec divers instruments à vent que M. Diday explique les phénomènes vocaux de l'organe humain. Il voit une anche de hautbois ou de basson dans le registre de poitrine; un cor dans la *voix sombrée* [1]; une flûte dans le registre de fausset [2]. Certes ce ne sont pas là, du tout, les conclusions de M. Garcia, et la dissidence est ici toute naturelle. Serait-ce donc à M. Diday que M. Czermak fait allusion, lorsqu'il dit : «Les résultats brillants de Garcia, mal jugés, n'ont excité que « méfiance et doute. »

« Depuis, dit encore M. Czermak, on a fait divers essais, mais « ils ont toujours été bientôt abandonnés. »

« Personne n'a su apprécier à sa juste valeur la méthode indi- « quée par Liston et Garcia, ni fixer suffisamment l'attention pu- « blique sur ce sujet... »

Il est vrai que s'il est difficile de faire un bon travail, il l'est bien davantage de le faire connaître et surtout de le faire apprécier. Heureusement le temps et les hommes ont fait leur office. Aujourd'hui des rivalités, dont on ne peut que se féliciter, ont très-suffisamment fixé l'attention publique sur les miroirs du larynx.

De ce qui précède, il demeure donc constaté que la priorité de l'invention des instruments appartient à M. Garcia ; il demeure constaté également que, le premier, il a publié une série d'observations de pure physiologie obtenues à l'aide de ces mêmes instruments. Le laryngoscope a donc donné à son inventeur tout ce qu'il lui avait demandé. De l'aveu de M. Czermak, et pour citer ses propres paroles « il (Garcia) paraît avoir été le premier qui ait réussi à « rendre accessibles à l'observation les parties intérieures de l'or- « gane vocal dans l'homme vivant [3]. » — Quant aux observations

« nous semblent, au contraire, en les tenant pour exacts... » (*Gazette hebd.*, 16 mars 1855. Note de M. Diday.)

1. Page 12. *Mémoire sur une nouvelle espèce de voix chantée* (1840).

2. Pages 15, 21, 26. *Mémoire sur le mécanisme de la voix de fausset* (1843).

3. « Er scheint überhaupt der Erste gewesen zu sein, dem es gelang die « inneren Theile des Stimmorgans in lebenden Menschen der Untersuchung

mêmes, et c'était là le véritable but de ses travaux, elles méritent au moins de la part des physiologistes un examen contradictoire.

Pour nous résumer. — On a vu ce que sont les droits de R. Liston; — les droits de M. Garcia. Restent au bénéfice de M. Czermak les perfectionnements qui lui sont pesonnels. Ce n'est pas à nous qu'il appartient de les apprécier.—Reste, enfin, ce qui préoccupe actuellement les corps savants, ce qui peut amener dans l'avenir des conséquences fort importantes, s'il faut en juger par les résultats déjà obtenus, c'est-à-dire : l'application générale du laryngoscope aux diverses branches de l'art de guérir. — A propos de cette application surgissent les réclamations respectives de MM. les docteurs Turck et Czermak. — Nous n'avons pas, non plus, à intervenir dans cette compétition. Tout ceci est étranger aux études et aux prétentions de M. Garcia ; d'ailleurs l'Académie des sciences est saisie, c'est à elle à se prononcer, elle seule peut porter la lumière dans ces obscurités.

Au moment de terminer, nous recevons de M. Garcia une note qui complète nos observations. Nous nous empressons de la placer ici, au risque de quelques répétitions.

P. RICHARD.

Note de M. Garcia. — En 1855, M. le docteur Sharpey, secrétaire de la Royal Society de Londres, lut, dans une séance de cette Société, un mémoire intitulé : *Observations on the human voice,* où j'avais consigné des observations faites à l'intérieur du larynx pendant l'acte du chant.

La méthode que j'ai suivie consiste à placer, au sommet du pharynx, un petit miroir fixé à une longue tige convenablement recourbée. Le miroir est éclairé au moyen d'un second destiné à recevoir les rayons du soleil. L'image du larynx se réfléchit d'abord sur le petit miroir, d'où elle est renvoyée au miroir extérieur.

« zugänglich zu machen. » (Czermak, *Physiol. Untersuch. mit Garcia's Kehlkopfspiegel.* Wien, 1858, 8°, page 3.) — Voir aussi : *Gazette hebdomadaire de Paris*, t. v, 1858, p. 390.

A l'aide de ce simple appareil, j'ai pu étudier le mécanisme de la voix, mieux qu'on n'avait été en mesure de le faire jusqu'alors; et je suis arrivé à des résultats que je crois intéressants et nouveaux. Je demande la permission de rappeler, en quelques lignes, les plus importants.

Selon moi, les cordes vocales supérieures ne sauraient produire des sons. En effet, les cartilages de Wrisberg et les ligaments supérieurs eux-mêmes gardent en toute circonstance une position écartée; ils ne peuvent entrer en contact pour donner lieu à l'*explosion de l'air*, et ne servent qu'à encadrer l'espace elliptique formé par les ligaments inférieurs. A l'appui de ce que j'avance, il suffit de s'assurer que les muscles, d'ailleurs assez faibles, qui correspondent à ces ligaments, recouvrent entièrement à l'*extérieur* l'extrémité supérieure des muscles thyro-aryténoïdiens. Cette remarque, à ma connaissance, n'avait pas encore été faite, et je la crois très-importante, car elle permet seule de refuser aux cordes supérieures une part active dans la formation des sons.

De ce qui précède, il résulte que la voix humaine est produite uniquement par la glotte inférieure.

Restait à déterminer le procédé qui lui permet de produire des sons isolés, et celui qui la met à même de les réunir en gamme. Ces deux questions sont résolues à l'aide des miroirs et de quelques observations anatomiques.

Détachées du larynx, les cordes vocales ne ressemblent aux cordes et aux anches, ni par la forme, ni par les dimensions, ni par aucune de leurs conditions matérielles; ce n'est donc point à leurs dimensions que les cordes vocales doivent la faculté de faire naître les sons. Elles la tiennent uniquement de leur élasticité. Lorsqu'en vertu de cette élasticité merveilleuse, elles s'agitent l'une contre l'autre, au sommet du tuyau vocal, elles s'ouvrent et se ferment alternativement avec une promptitude extrême et divisent le courant d'air qui s'en échappe en une série d'explosions rapides et isochrones qui constituent le son.

Les explosions de l'air, disons-le, sont la cause primordiale du son, tout aussi bien dans les instruments que dans la voix, et il est facile de reconnaître que le mouvement de va-et-vient des cordes, les pulsations de l'air dans les instruments à vent, les chocs de la sirène de M. Cagnard-Latour, etc., etc.; en un mot, toutes les sources de vibrations, quelque variées qu'elles puissent être, suscitent uniquement dans l'air une série de dilatations et de compressions alternatives qui vont enfin réagir contre notre tympan.

Par conséquent, aussi, tout mécanisme qui, dans un mouvement alternatif et rapide arrête et laisse s'échapper un étroit courant d'air, doit produire des vibrations sonores.

C'est, en effet, ainsi qu'agissent les anches libres et battantes dans les embouchures des hautbois, des bassons, des clarinettes; c'est encore ainsi que vibrent les lèvres de l'instrumentiste pour faire parler le cor; c'est de même également que procèdent les lèvres de la glotte pour créer la voix humaine.

Si du mécanisme qui sert à produire les sons isolés nous passons à celui qui les réunit en gamme, nous distinguerons un mouvement progressif extérieur, visible avec le secours des miroirs, et une cause interne qui détermine ce mouvement et que l'anatomie seule nous fait comprendre.

Le mouvement visible consiste en un raccourcissement progressif d'arrière en avant et en un rétrécissement correspondant de la partie vibrante de la glotte. Dans ce double phénomène, la portion fermée gagne tout ce que perd la portion ouverte, et il se forme, pour ainsi dire, une nouvelle glotte plus petite pour chaque nouveau son.

La cause interne se révèle par la disposition remarquable que présentent les fibres du faisceau musculaire qui prend naissance dans la cavité antérieure de l'aryténoïde. Ces fibres, placées horizontalement, partent toutes de la face antérieure de l'aryténoïde et sont superposées par couches d'inégale longueur. Les plus internes sont les plus courtes; au fur et à mesure qu'elles se rapprochent de l'extérieur, elles s'allongent et étendent de proche en proche leur action sur tout le tendon vocal auquel elles vont toutes aboutir. On voit déjà comment, les contractions se propageant des couches profondes aux couches superposées, les fibres distendent progressivement les bords de la glotte, en amoindrissent la longueur vibrante et en rendent faciles les mouvements accélérés. Divers autres muscles concourent nécessairement à compléter ce résultat; mais l'action principale appartient au faisceau dont nous venons de parler.

Après avoir exposé ces faits dans le mémoire cité plus haut, nous avons traité des registres, et nous avons reconnu que ces caractères différents de la voix tiennent à la profondeur des surfaces mises en contact pendant les vibrations. Sous l'empire du registre de poitrine, les ligaments vocaux sont tendus et entrent en contact dans toute la profondeur de l'apophyse antérieure de l'aryténoïde; tandis que sous l'influence du registre de fausset-tête, ce sont les bords seuls des ligaments qui se tendent et se touchent.

Comme les bords de la glotte consistent à la fois dans les apophyses antérieures de l'aryténoïde et dans les ligaments vocaux, chaque registre se trouve formé de deux parties assez marquées; l'une, la plus basse, résulte des vibrations de la glotte bi-composée; l'autre, la plus haute, de celles du ligament tout seul.

Dans une dernière observation, nous avions constaté que l'éclat ou le voile des sons dépend de ce que les bords de la glotte s'appliquent plus ou moins exactement l'un contre l'autre après chaque explosion. Si le contact est complet, chacune sera nettement détachée et le son sera pur; si, au contraire, les explosions sont réunies entre elles par un filet continu d'air, le son sera terne et voilé.

Tel est le rapide exposé des principales questions que nous avons traitées en 1855.

Londres, 27 décembre 1860.

OBSERVATIONS PHYSIOLOGIQUES

SUR

LA VOIX HUMAINE

PAR

MANUEL GARCIA

DÉPOSÉES A LA SOCIÉTÉ ROYALE DE LONDRES LE 22 MARS 1855
ET LUES LE 24 MAI 1855

OBSERVATIONS PHYSIOLOGIQUES

SUR LA VOIX HUMAINE

DESCRIPTION DES MOUVEMENTS DES ORGANES VOCAUX.

Les pages qui vont suivre ont pour objet de décrire les observations faites à l'intérieur du larynx pendant l'acte du chant. La méthode dont je me suis servi n'a, si je ne me trompe, été tentée par personne. Elle consiste à placer un petit miroir, fixé à un long manche convenablement recourbé, au sommet du pharynx d'un sujet. Celui-ci doit se tourner vers le soleil, de façon que les rayons lumineux, tombant sur le petit miroir, puissent être reflétés sur le larynx. Aux observations que l'image réfléchie par le miroir nous aura fournies, nous ajouterons nos propres déductions [1].

OUVERTURE DE LA GLOTTE.

Au moment où le sujet sur lequel on expérimente prend une inspiration profonde, l'épiglotte, se trouvant redressée, laisse voir la série de mouvements suivants : les cartilages aryténoïdes s'écartent par un mouvement latéral extrêmement libre ; les ligaments supérieurs s'effacent contre les ventricules ; les ligaments inférieurs, bien qu'à un moindre degré, se retirent aussi dans ces

1. Si l'observateur expérimente sur lui-même, il doit, au moyen d'un second miroir qu'il tiendra à la main, recevoir les rayons du soleil, et les diriger sur le miroir qui est placé contre la luette.

mêmes cavités, et la glotte, large et béante, se présente dans des dimensions telles, qu'on découvre en partie les anneaux de la trachée. Malheureusement, quelque adresse que l'on mette à disposer les organes, et en supposant le succès le plus complet, le tiers antérieur de la glotte au moins reste masqué par l'épiglotte.

ARTICULATIONS DE LA GLOTTE.

Dès qu'on s'apprête à faire entendre un son, les cartilages aryténoïdes reviennent l'un vers l'autre, et se pressent par les faces internes et par les apophyses antérieures, sans laisser nul espace ou glotte inter-cartilagineuse; quelquefois même ils se serrent au point de s'entre-croiser par les tubercules de Santorini. Au mouvement des apophyses antérieures correspond celui des ligaments de la glotte, qui se détachent des ventricules, se mettent en contact à divers degrés d'énergie, et se font voir au fond du larynx sous forme d'une ellipse de couleur jaunâtre. Les ligaments supérieurs qui forment le bord inférieur de la cavité laryngienne gardent la position écartée qu'ils ont prise pendant l'inspiration, et encadrent sur les côtés cette ellipse dont ils agrandissent ou diminuent la surface, suivant qu'ils s'effacent plus ou moins dans les ventricules. Ceux-ci conservent à peine la trace de leur ouverture. On pourrait dire, par anticipation, à propos de ces cavités, ce qui, d'ailleurs, ressortira suffisamment de cet écrit, qu'elles ne servent absolument qu'à fournir aux deux paires de ligaments un espace où ils puissent s'effacer librement. Les replis aryténo-épiglottiques, fortement tendus, constituent avec les ligaments supérieurs les faces latérales de la cavité laryngienne; lorsqu'ils se contractent, ils abaissent l'épiglotte et rétrécissent considérablement l'orifice supérieur du larynx.

Le rapprochement des lèvres de la glotte se faisant tout naturellement de l'avant à l'arrière, si ce mouvement est bien ménagé, il peut donner lieu à la formation d'un espace triangulaire, inter-cartilagineux, mais qui se ferme aussitôt que les sons commencent à se produire.

Au bout de quelques essais, on s'aperçoit que cette disposition intérieure du larynx n'est visible qu'à la condition que l'épiglotte demeure relevée. Or, tous les timbres de la voix, aussi bien que tous les degrés d'intensité, ne sont pas propres à lui faire prendre cette position. On reconnaît bientôt que les sons éclatants et forts du registre de poitrine resserrent la cavité du larynx en fermant l'ouverture supérieure; et qu'au contraire les notes voilées et de force modérée l'ouvrent de manière à rendre faciles les observations. Le registre de fausset surtout possède cette prérogative, ainsi que les premières notes de celui de tête[1]. Pour établir les faits avec plus de précision, nous étudierons, dans la voix de ténor, la marche ascendante du registre de poitrine, et, dans la voix de soprano, celle des registres de fausset et de tête.

ÉMISSION DU REGISTRE DE POITRINE.

Si l'on émet des sons faibles et voilés, le larynx s'entr'ouvre à partir des notes do$_{2}$, ré$_{2}$, mi$_{2}$, [2], et on voit la glotte s'agiter en vibrations amples et molles dans toute son

1. Rappelons ici que l'on reconnaît dans la voix trois registres : celui de poitrine, celui de fausset et celui de tête. Le premier, chez l'homme, dépasse, par les sons graves, celui de la femme ; le second leur est commun ; et le troisième excède, chez la femme, celui de l'homme.

TABLEAU DE L'ÉTENDUE POSSIBLE DE CHAQUE REGISTRE.

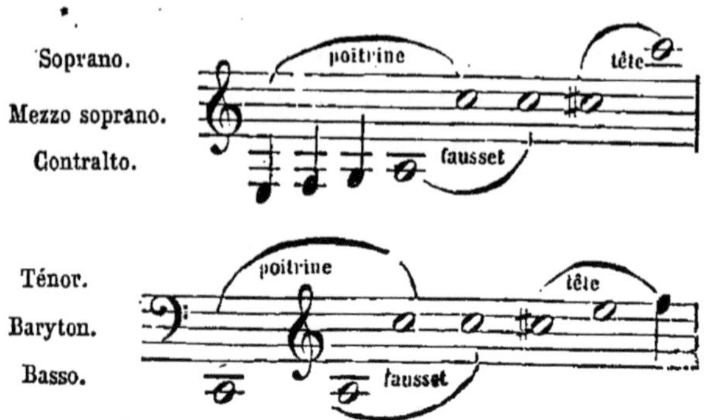

2. Les différentes limites musicales que nous posons dans le courant de ce travail diffèrent quelque peu d'un individu à un autre.

étendue. Les bords vibrants comprennent en longueur les apophyses antérieures du cartilage aryténoïde et les ligaments vocaux ; mais, je le répète, il ne reste pas d'espace triangulaire.

Au fur et à mesure que les sons s'élèvent, les apophyses, qui sont légèrement arrondies par leur face interne, se touchent de plus en plus ; et dès qu'on parvient aux sons si$_2$, do$_3$, 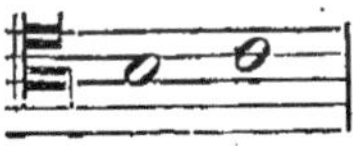 elles finissent par se mettre en contact dans toute leur étendue ; mais leurs sommets ne sont solidement fixés l'un à l'autre que sur les notes do$_3$ ♯, ré$_3$. Dans quelques organes, ces sommets sont un peu vacillants lorsqu'ils forment le bout postérieur de la glotte, et les deux ou trois demi-tons qui naissent, accusent un certain degré de gêne et de faiblesse que les chanteurs connaissent fort bien. A partir du do$_3$ ♯, ré$_3$, les vibrations, devenues plus rondes et plus pures, s'accomplissent, jusqu'à la fin du registre, par les seuls ligaments vocaux.

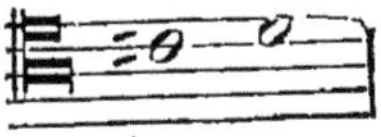

La glotte, à ce moment, présente l'aspect d'une ligne à peine renflée par son milieu, dont la longueur diminue tant que la voix monte. On voit aussi que la cavité laryngienne s'est fort rapetissée et que les ligaments supérieurs ont rétréci de moitié la largeur de l'ellipse.

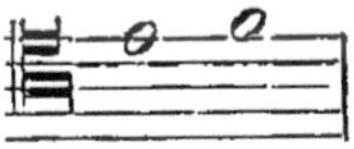

Lorqu'au lieu de sons faibles et voilés on fait usage de notes pleines et vibrantes, la glotte ne devient visible qu'après les sons mi$_3$, fa$_3$, limite qui dépend, jusqu'à un certain point, de l'habileté du chanteur. Pour tout le reste, les organes procèdent comme nous venons de le dire, sauf avec une double différence : 1° la cavité du larynx se rétrécit plus sensiblement lorsque la voix est intense que lorsqu'elle est faible ; 2° les ligaments supérieurs se contractent jusqu'à réduire le petit diamètre de l'ellipse à n'avoir que quatre à cinq millimètres de largeur. Mais, quelque fortes que puissent être ces contractions, jamais les cartilages des Wrisberg, ni les ligaments supérieurs eux-mêmes, ne se rapprochent assez pour fermer le passage à l'air, ou même pour en gêner l'émission. Ce fait, qui se vérifie aussi à propos du registre de fausset-tête, suffit à prouver que les ligaments supérieurs ne remplissent pas un rôle générateur dans la formation de la voix. Pour tirer la même conclusion, il suffit d'examiner la position occupée par les muscles, d'ailleurs assez grêles, qui correspondent à ces ligaments ; ils recouvrent extérieurement l'extrémité des fibres divergentes des muscles thyro-aryténoïdiens. Les muscles des ligaments supérieurs prennent part, surtout pendant la formation des notes élevées du registre de poitrine et des sons de tête, aux resserrements de la cavité laryngienne.

ÉMISSION DU REGISTRE DE FAUSSET.

Les notes graves de fausset 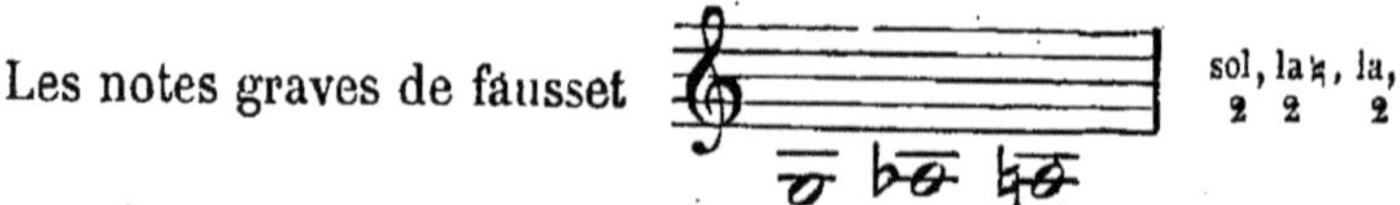 sol$_2$, la♮$_2$, la$_2$, bien que plus élevées au moins d'une quinte que les notes graves de poitrine, découvrent infiniment mieux la glotte et y déterminent des ébranlements plus étendus et plus distincts. D'abord la longueur vibrante de ses côtés, formée des apophyses antérieures des cartilages aryténoïdes et des ligaments, se raccourcit graduellement pendant que la voix monte ; aux notes la$_3$, si$_3$, 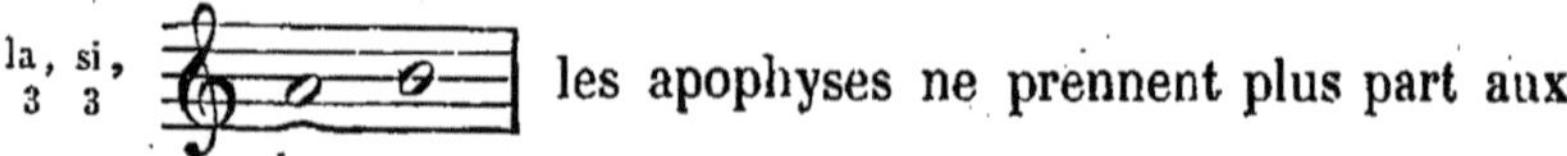 les apophyses ne prennent plus part aux vibrations que par les sommets. Il en résulte pour ces notes une faiblesse semblable à celle que nous avons remarquée pour les notes de poitrine une octave au-dessous. Mais, à partir des sons do♯$_4$, ré$_4$, les ligaments seuls continuent de fonctionner. Le moment où cesse l'action des apophyses marque, dans la voix de femme, un passage très-sensible à la fois pour l'ouïe et pour l'organe. Alors commence la série de notes que l'on nomme *registre de tête*. Enfin, on constate que, jusqu'aux derniers sons de ce registre, la glotte continue de diminuer en longueur et en largeur.

Si nous comparons les deux registres, dans la marche qu'ils ont suivie, nous leur trouverons quelques analogies : les bords de la glotte, d'abord formés des apophyses et des ligaments, perdent peu à peu de leur longueur et finissent par ne consister que dans les ligaments. Le registre de poitrine est divisé en deux portions, correspondant à ces deux états de la glotte. Le registre de fausset-tête l'est pareillement, et d'une manière plus frappante encore.

Sur d'autres points, au contraire, les mêmes registres sont tout à fait en désaccord. La longueur de la glotte nécessaire à former un son de fausset, dépasse constamment celle qui convient à l'unisson de poitrine ; les mouvements qui agitent les bords de la glotte augmentent également d'étendue, et, par une conséquence naturelle, la dépense de l'air est de beaucoup accrue, ce qui provient de ce que les notes de fausset tiennent constamment entr'ouvert l'orifice qui produit les vibrations ; enfin un dernier trait de différence consiste dans l'agrandissement de la surface elliptique.

Toutes ces circonstances attestent, dans le mécanisme de fausset, un état de relâchement que nous ne trouvons pas au même degré dans l'étendue correspondante du registre de poitrine.

MANIÈRE DONT SE FORMENT LES SONS.

Comme nous venons de le dire, et comme le prouve le témoignage des yeux, les replis de la glotte engendrent seuls toute la voix [1], quels qu'en soient les timbres et l'intensité ; car seuls ils s'agitent au fond du larynx. Mais en vertu de quel principe la

1. Nous nous plaisons à reconnaître que ce fait capital a été déjà annoncé par J. Müller, bien que nous ayons à faire nos réserves sur la théorie qui l'accompagne, inadmissible à notre avis.

voix est-elle formée? Selon nous, la réponse à cette question ne peut être que celle-ci : *La voix est formée uniquement par les compressions et les dilatations que l'air éprouve lorsque la glotte alternativement l'arrête ou lui livre passage ; ou en d'autres termes, la voix est due aux explosions successives et régulières que l'air produit à la sortie de la glotte.* Les replis de celle-ci s'avancent l'un vers l'autre, au-dessus du cricoïde, et ferment le passage à l'air. Dès que celui-ci s'est suffisamment accumulé, il les écarte et fait explosion ; mais au même instant, soulagés de la pression inférieure et sollicités par leur élasticité, ils se rejoignent de nouveau pour donner lieu à une explosion nouvelle [1]. De cette série de contractions et de dilatations ou d'explosions qu'occasionnent les réactions de la glotte, naît l'émission de la voix. Cette théorie des explosions, bien que généralement admise pour les anches et qu'elle soit d'une évidence complète dans la veine liquide, la roue dentée de Savart, la sirène de Cagniard Latour, etc., n'a pas encore, que je sache, été appliquée aux lèvres de la glotte. Si l'on considère que ces lèvres, isolées, ne sauraient donner *aucune espèce de son,* de quelque façon qu'on essaye de les faire parler, on devra admettre que les sons qu'elles font entendre par leur action mutuelle sont uniquement le produit des explosions de l'air que déterminent leurs battements. Dans ce système les longueurs de la glotte peuvent être différentes, sans cesser de donner le même nombre de battements, pourvu que des tensions différentes se fassent entre elles compensation [2].

Il n'est pas nécessaire, pour obtenir l'explosion, que la glotte se ferme hermétiquement chaque fois, après s'être entr'ouverte ; il suffit qu'elle oppose à l'air un resserrement capable d'en développer l'élasticité. Seulement le bruit de l'air se fait alors sentir, et le son prend un caractère voilé et parfois extrêmement sourd.

1. On sait qu'un timbre, placé sous une cloche dans laquelle on a fait le vide, reste complétement muet sous les coups de son battant.

2. Les controverses qu'a occasionnées la vivisection des nerfs récurrents et laryngé supérieur tiennent peut-être à ce que les efforts de l'animal auront déterminé un gonflement du cou et donné lieu à un rapprochement mécanique des replis vocaux, suffisant à produire des battements. On en concluait à tort que la voix persistait, comme acte volontaire, malgré la section des nerfs.

CONJECTURES SUR LA FORMATION DES REGISTRES.

Puisque le système entier des vibrations naît uniquement des ligaments inférieurs, il est évident que les combinaisons que forment les muscles qui les font mouvoir, sont les seules causes des sonorités si diversement caractérisées que l'on nomme registres, et que les autres parties du larynx, dont on peut modifier considérablement la disposition, sans pour cela altérer d'une manière notable le nombre des battements, ne servent qu'à fortifier les sons obtenus et à en modifier le timbre. Dans nos tentatives pour découvrir les procédés intimes de l'organe vocal, nous aurons recours à la fois aux observations que nous avons déjà présentées, à quelques remarques anatomiques que nous allons exposer, et à la sensation que nous éprouvons à l'organe même pendant qu'il produit les sons.

Si l'on détache une des moitiés du cartilage thyroïde, on découvre une large surface musculaire à fibres obliques qui remplit tout l'espace compris entre l'aryténoïde et le thyroïde. A sa partie haute se trouve le muscle assez grêle qui correspond aux ligaments vocaux supérieurs. Après l'avoir enlevé, toutes les fibres que présente la surface musculaire semblent partir de deux centres opposés : la face antérieure de l'aryténoïde et l'angle rentrant du thyroïde. Ces centres, placés aux extrémités d'une diagonale, envoient leurs fibres les unes vers les autres parallèlement.

Celles qui partent de la face antérieure de l'aryténoïde descendent obliquement; les plus extérieures vont s'insérer au bord du cricoïde qu'elles recouvrent sur le côté, dans sa moitié postérieure; les plus internes, à la membrane vocale [1] qu'elles recouvrent sur tous les points hors la partie crico-thyroïdienne.

Les fibres qui partent de l'angle rentrant du thyroïde remontent, les unes obliquement du thyroïde au sommet de l'aryténoïde, les

1. Pour plus de clarté, nous désignerons sous le nom de *membrane vocale* la partie de la membrane qui va du bas du ligament vocal au bord du cartilage cricoïde, c'est-à-dire les ligaments crico-thyroïdiens latéraux.

autres vont, en divergeant, former les parois des ventricules et souvent même se perdre dans les replis aryténo-épiglottiques et jusque sous l'épiglotte [1]. Si on enlève toute la surface musculaire par couches successives du dehors au dedans, on arrive à un faisceau épais de fibres tout à fait horizontales qui doublent la face externe du ligament vocal et qui se rendent de l'apophyse antérieure de l'aryténoïde à l'angle rentrant du thyroïde [2]. Ce faisceau est recouvert, à sa moitié postérieure, par le muscle crico-aryténoïdien latéral, et, à sa moitié antérieure, par les fibres divergentes qui partent du thyroïde. Si on l'enlève à son tour par couches successives, on voit que les fibres n'en sont pas toutes de même longueur ; les longues disparaissent d'abord et sont suivies de fibres toujours plus courtes à mesure qu'elles forment des couches plus internes, mais qui toutes partent de la cavité antérieure de l'aryténoïde et vont successivement se terminer à des points plus éloignés du ligament vocal, suivant qu'elles sont plus longues; d'où il résulte que ce faisceau horizontal est plus épais à l'arrière qu'à l'avant.

Ainsi donc, le ligament vocal et la membrane qui lui fait suite, lieux où s'engendrent les sons vocaux de toute nature, sont sous l'action directe des fibres qui partent de la cavité antérieure de l'aryténoïde : le ligament, sous l'action du faisceau horizontal, la membrane, sous celle des fibres obliques. Les fibres divergentes qui partent du thyroïde, n'ayant d'action que sur les tendons vocaux supérieurs et sur les replis, paraissent ne devoir modifier que les timbres et le volume de la voix.

L'arrangement remarquable que présentent les fibres que nous venons d'examiner, nous permet déjà d'expliquer un fait fondamental : l'élévation de la voix. Les fibres du faisceau horizontal, étant superposées par couches verticales de plus en plus longues

1. Ces fibres font partie du muscle thyro-aryténoïdien. On pourrait se demander si ce nom est bien approprié. Assez souvent un faisceau de forme conique part du bord inférieur et latéral du thyroïde, et se porte aux ligaments crico-thyroïdiens latéraux. L'action de ce faisceau, semblable à celle des fibres internes du crico-aryténoïdien latéral, contribue à tendre les ligaments auxquels il aboutit.

2. Autre portion du muscle thyro-aryténoïdien.

au fur et à mesure qu'elles sont plus extérieures, étendent graduellement leur action à des portions plus antérieures des bords de la glotte, diminuent la longueur de sa partie vibrante et en accroissent la tension et la rapidité des mouvements. Le muscle crico-aryténoïdien latéral, par une disposition analogue de ses fibres, tend et soulève la membrane vocale dans des parties aussi de plus en plus antérieures, amincit les ligaments au moment où ils se mettent en contact, et par suite augmente leur mobilité.

Nous verrons dans quelques instants que le mouvement de rotation que les fibres externes du muscle crico-aryténoïdien latéral impriment à l'aryténoïde en donnant de la profondeur aux membranes vocales, présente un obstacle à l'entier développement de ces procédés et occasionne la production du registre de poitrine.

Le muscle crico-thyroïdien est au contraire un auxiliaire puissant pour l'élévation de la voix. Ce muscle, qui fait à la fois descendre le thyroïde vers le cricoïde et le porte un peu en avant, détermine une tension mécanique non-seulement du tendon vocal, mais encore de la membrane entière. Le rapprochement des cartilages, dont on peut se rendre compte par le toucher, devient surtout prononcé lorsque la glotte interligamenteuse produit seule les sons; ce qui a lieu, comme nous l'avons vu, à partir des notes $\text{do}_3\#$, ré_3. pour le registre de poitrine et une octave au-dessus pour celui de tête 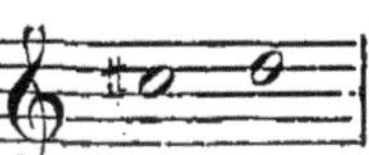 ; avec cette différence pourtant que ce dernier détermine un rapprochement plus vif et plus complet.

Voyons maintenant ce que les sensations éprouvées à l'organe peuvent nous apprendre. Lorsqu'on émet un son de poitrine, la moindre attention fait distinguer à la partie postérieure de la glotte un *pincement* qui est d'autant plus vigoureux que les notes produites sont plus élevées. Le pincement semble être formé par des *surfaces étendues*, et peut devenir très-pénible, tandis que les sons de fausset, fussent-ils plus élevés que ceux de poitrine, font éprouver, par comparaison, un grand soulagement à la même place, et les surfaces de contact semblent s'être *amincies*.

Si nous rapprochons ces sensations des diverses remarques que nous a fournies en dernier lieu l'examen des muscles, nous pourrons déterminer le mécanisme particulier à chaque registre. En effet, après que les muscles aryténoïdiens ont réuni les cartilages aryténoïdes et fermé la glotte, la voix prendra deux caractères bien différents; je dis plus, elle s'établira dans des régions fort éloignées l'une de l'autre, et fera entendre le registre de poitrine, celui de fausset ou celui de tête, suivant que les fibres externes du muscle crico-aryténoïdien latéral rempliront un rôle actif ou qu'elles resteront à l'état passif. Le muscle crico-aryténoïdien latéral, dont les fibres aboutissent d'un côté à la membrane vocale et de l'autre au cricoïde, remplit deux fonctions distinctes : par la première, comme nous l'avons vu, il soulève et amincit la membrane vocale; par la seconde, il imprime au cartilage un mouvement de rotation qui amène les apophyses à un contact profond.

Or, ce contact profond des apophyses, qui persiste lors même qu'elles ne sont plus engagées dans les pulsations et que celles-ci s'accomplissent exclusivement par les tendons, donne aux membranes vocales une tension profonde qui en élargit la surface de contact, et, comme conséquence nécessaire, augmente la résistance qu'elles opposent à l'air. C'est à l'étendue de cette résistance que nous attribuons l'ampleur et la puissance que possède en particulier le registre de poitrine, comme aussi la profondeur du diapason qui le caractérise. L'effet de cette résistance est tel que les battements de la glotte cessent de se produire, même dans les voix de ténor les plus élevées, au moins une octave au-dessous des notes de tête des soprani ordinaires.

Lorsqu'au contraire les fibres externes du muscle crico-aryténoïdien latéral demeurent à l'état passif, on obtient le registre de fausset. Les lèvres de la glotte, que tendent les fibres horizontales, s'entre-choquent par des bords formés à la fois des ligaments et des apophyses, et offrent peu de résistance à l'air. De là provient la grande perte de cet agent et la mollesse ordinaire des sons qu'elles font entendre.

Mais aussitôt que l'on arrive aux sons $\text{do}_4\#$, ré_4, les battements s'exécutent exclusivement par les ligaments, et l'on passe au registre de *tête*. Il est certain, comme on peut l'en inférer du mouvement des lèvres de la glotte, qu'alors la membrane vocale est soulevée et amincie, et par conséquent que les fibres internes qui s'y rattachent, se contractent; mais nous croyons que les fibres externes, qui pourraient faire obstacle à ce mouvement, restent dans l'inaction. Alors, aussi, a lieu la tension très-prononcée qu'opère sur les ligaments vocaux le muscle crico-thyroïdien, et qui ajoute un surcroît de rapidité à leurs mouvements.

Ainsi donc, sous l'empire du registre de poitrine, les ligaments vocaux sont tendus et entrent en contact dans toute la profondeur de l'apophyse antérieure de l'aryténoïde [1]; tandis que sous l'influence du registre de fausset, ce sont les bords seuls de ces ligaments qui se tendent et se touchent [2].

PRESSION DE L'AIR.

Jusqu'ici, dans nos considérations sur la manière dont se forme la voix, nous n'avons tenu compte que de la rigidité de la glotte, rigidité nécessaire pour pouvoir accomplir les 1056 vibrations qui en une seconde forment le do_4 de poitrine [3]; et celles en quantité

1. Il est probable qu'à l'époque de la mue, le muscle crico-aryténoïdien latéral et l'apophyse antérieure du cartilage aryténoïdien prennent un grand développement chez l'homme, tandis que chez la femme ce sont les ligaments vocaux. Nos observations trop peu nombreuses ne nous permettent d'énoncer cette pensée que comme une hypothèse.

2. J. Müller, *Manuel de Physiologie*, 2e édition, t. II, p. 181, dit que « la différence essentielle des deux registres consiste en ce que les bords des cordes vocales vibrent seuls dans les sons de fausset, tandis que, dans ceux de poitrine, les cordes vocales exécutent des vibrations vives, à grandes excursions. » — Si l'on admettait la théorie des vibrations, ce serait, d'après nos observations, tout le contraire qu'il faudrait dire; mais le savant professeur, qui la croit seule vraie, considère les sons vocaux comme émanant des vibrations que les ligaments communiquent à l'air, et repousse l'opinion qui les fait naître des interruptions que l'air éprouve à la sortie de la glotte.

3. Pouillet, *Éléments de Physique*, 6e édit., t. II, p. 77.

double qu'exige l'octave au-dessus en voix de tête. Il est cependant, pour la production des sons vocaux, un autre élément indispensable, la pression de l'air. La pression, comme on sait, développe dans cet agent une force élastique, inverse du volume qu'il occupe. Au moyen de cette force, si on la suppose croissante, il peut contribuer à l'élévation des sons [1]; mais un autre phénomène, l'intensité du son dépendant de la pression de l'air, doit surtout attirer notre attention. L'intensité du son ne peut dépendre que de la quantité d'air qui fait *explosion vive* à la fois; je dis explosion vive, comme condition expresse : c'est-à-dire que la glotte se fermera hermétiquement après chaque vibration; car, si l'air trouvait un passage constant, comme le lui livrent les notes de fausset, alors les excursions les plus grandes de la glotte, la dépense d'air la plus forte, produiraient précisément les sons les plus faibles. Si l'on repoussait cette théorie, il faudrait attribuer l'intensité à l'étendue des excursions qu'accomplissent les lèvres de la glotte, et supposer que ces lèvres, prises chacune à part, possèdent des longueurs capables de produire des sons : ce qui est contraire aux faits.

La force élastique de l'air lui vient non-seulement de la pression des poumons, mais encore des contractions de la trachée-artère, dont le calibre s'ajuste aux dimensions différentes de la glotte. C'est au moyen de cette force que l'air peut vaincre l'obstacle, croissant à tous les instants, que présentent les lèvres de la glotte, quand elle rend des sons de plus en plus intenses.

Ainsi le problème de l'élévation de la voix, toujours compliqué de celui de l'intensité, devrait, pour être complet, présenter le rapport qui existe d'un côté entre la tension des lèvres de la glotte et la pression de l'air, et, de l'autre côté, le nombre des pulsations obtenues et leur intensité.

DES TIMBRES.

Diverses causes simultanées peuvent modifier les timbres de la

1. Voir Müller, *Manuel de Physiologie.*

voix : 1° suivant qu'elle se rétrécit ou s'entr'ouvre, la glotte produit des sons éclatants ou ternes; 2° le tube qui la surmonte en l'entourant a aussi une grande part dans les caractères des timbres : il peut, en se resserrant, imprimer du brillant aux sons, et, en s'élargissant, leur donner du volume ; 3° l'épiglotte enfin joue un rôle très-important, car, toutes les fois qu'elle s'abaisse et laisse l'orifice supérieur du larynx à peine entr'ouvert, les sons prennent de l'éclat, qu'ils sortent obscurs ou clairs, tandis qu'ils se voilent à l'instant dès que l'épiglotte se redresse.

IMPRIMERIE DE J. CLAYE, RUE SAINT-BENOIT, 7.

www.ingramcontent.com/pod-product-compliance
Ingram Content Group UK Ltd.
Pitfield, Milton Keynes, MK11 3LW, UK
UKHW021026200726
13857UKWH00004B/1604

9 782012 925120